LES MALADIES CONTAGIEUSES EN LORRAINE

PAR

M. H. TISSERANT

MÉDECIN-VÉTÉRINAIRE À NANCY
SECRÉTAIRE
DU CONSEIL CENTRAL D'HYGIÈNE ET DE SALUBRITÉ DE MEURTHE-ET-MOSELLE

Extrait des *Comptes rendus du Congrès des Sociétés savantes en 1901*, Sciences

PARIS

IMPRIMERIE NATIONALE

MDCCCCII

LES
MALADIES CONTAGIEUSES
EN LORRAINE

LES
MALADIES CONTAGIEUSES
EN LORRAINE

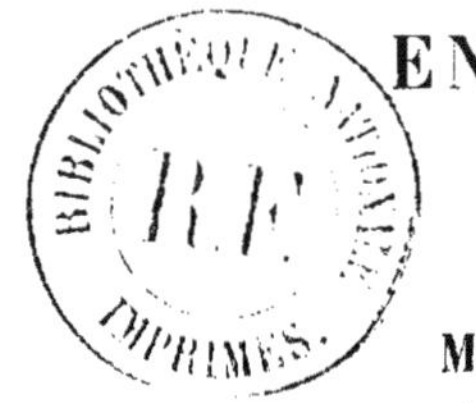

PAR

M. H. TISSERANT

MÉDECIN-VÉTÉRINAIRE À NANCY
SECRÉTAIRE
DU CONSEIL CENTRAL D'HYGIÈNE ET DE SALUBRITÉ DE MEURTHE-ET-MOSELLE

Extrait des *Comptes rendus du Congrès des Sociétés savantes en 1901*, Sciences

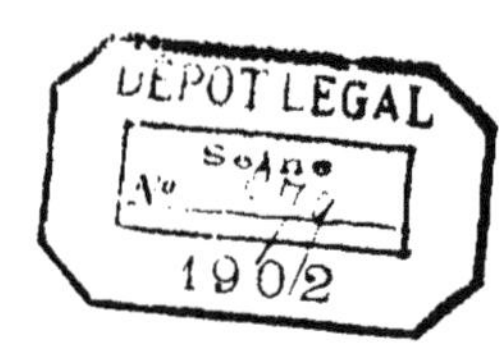

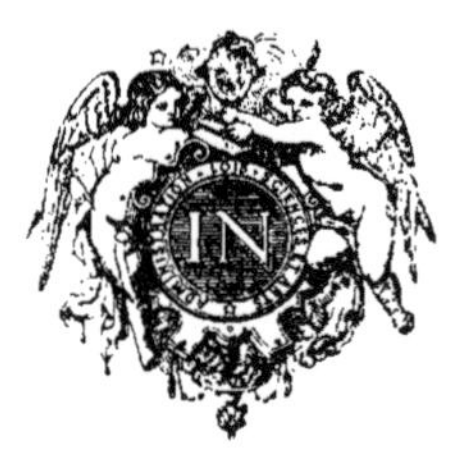

PARIS

IMPRIMERIE NATIONALE

MDCCCCII

LES
MALADIES CONTAGIEUSES
EN LORRAINE.

Sous ce titre qui ne spécialise pas, on pourrait écrire des volumes, mais je n'en ai ni le temps, ni le moyen.

On pourrait de même se borner à une statistique aussi aride que peu agréable des faits signalés à l'Administration. Mais ce travail fastidieux et difficile n'aurait qu'une pauvre valeur, comme toutes les statistiques des choses qui ne sont pas étalées au grand jour.

Je veux me tenir entre ces deux limites extrêmes : je ferai passer sous vos yeux une brève étude des affections contagieuses que ma longue pratique de près de quarante ans m'a fait rencontrer sur notre terre lorraine; je montrerai les moyens de défense pris à différentes époques, et j'aurai ainsi rempli le but que je m'étais proposé en acceptant l'honneur que me faisait la Société des vétérinaires lorrains, de me choisir pour son délégué.

J'espère qu'en me limitant ainsi et en évitant de faire des incursions dans le domaine de la médecine de l'homme, qui a souvent en ces matières une grande connexité avec celle des animaux, je n'abuserai pas de votre patience à m'entendre et que vous m'accorderez votre bienveillante attention.

Considérations générales. — La Lorraine est un pays riche en animaux de toutes espèces. On en produit beaucoup, surtout en Meurthe-et-Moselle; mais, malgré cette production très active, on y reçoit beaucoup de jeunes animaux étrangers à la région.

De plus, les besoins d'une grande ville comme Nancy avec ses 100,000 âmes; ceux d'une population industrielle énorme, rassemblée autour de vastes usines; ceux enfin d'une agglomération inévitable de troupes dépassant de beaucoup les ressources de la production locale, nécessitent une importation considérable d'animaux d'élevage, de travail, et surtout de boucherie, provenant de différents points de la France et de l'Algérie. L'étranger lui-même en a fourni beaucoup avant que l'État n'ait fermé les portes de la France par mesure sanitaire et pour protéger notre agriculture en souffrance.

Il faut connaître cette situation pour comprendre comment il se fait que les cas de maladies contagieuses sont plus fréquents en Lorraine, ou même ailleurs, aujourd'hui qu'autrefois.

Que l'on supprime par la pensée nos apports journaliers et qu'on réduise notre région à ses propres ressources, on reconnaîtra bien vite que notre Lorraine est un pays sain entre tous, et que la plupart des maladies contagieuses ne s'y rencontreraient jamais, si elles n'y étaient importées.

A l'époque où nous sommes, une telle affirmation n'est pas hasardée, elle devient à chaque heure plus rigoureusement exacte. Non, les maladies contagieuses n'ont pas de patrie; elles sont de tous les lieux, de tous les pays; elles se développent là où elles sont amenées, pourvu qu'elles y trouvent un terrain favorable à leur développement.

Il n'en était pas de même, il y a près d'un demi-siècle, alors que j'étais encore sur les bancs de l'École vétérinaire.

Un tel langage eût été une folie. Si l'on reconnaissait alors, à n'en pas douter, à l'exemple des anciens, que certaines affections étaient contagieuses; si les idées de contagion étaient acceptées franchement par certaines écoles, notamment par celle de Lyon et par notre distingué professeur, c'était surtout pour les maladies dont le virus est tangible et inoculable. Pour les autres, on faisait intervenir les mauvaises conditions d'hygiène, et quand on parlait d'épizooties ou d'enzooties, cela ne voulait pas dire absolument qu'on avait affaire à une maladie virulente, mais bien à une situation fâcheuse, plus ou moins étendue, situation que subissaient un plus ou moins grand nombre d'animaux.

De là cette division des maladies contagieuses en deux grandes catégories : les affections mortelles comprenant la rage, la morve et le farcin, la clavelée, le charbon ou groupe carbonculaire, la peste bovine, que les Français appellent *typhus des bêtes à corne*, la péripneumonie contagieuse du gros bétail, toutes affections qui étaient soumises aux lois et règlements sanitaires de 1714 plus ou moins modifiés; 2° les affections moins graves, le cowpox, la gale, le piétin, la stomatite ou fièvre aphteuse, non soumises aux mesures de police sanitaire.

De là encore cette différence acceptée de deux modes de contagion : l'une dite *immédiate*, par ce qu'elle ne se produisait que par contact, et l'autre *médiate*, parce qu'elle pouvait agir à distance par l'intermédiaire d'un corps quelconque dit *contumace*.

De là enfin cette division des virus en *virus fixes* et en *virus volatils*; les premiers, qui agissent avec les liquides qui les contiennent; les seconds, portant le mal à distance, avec l'air humide et doux, à 6, 8 mètres, et même 100, quand il s'agissait de la clavelée.

Quant à la nature de ces virus, on l'ignorait absolument, on admettait bien leur existence et leur passage d'un animal à un autre. Certains savants, à l'esprit plus positif, allaient jusqu'à soupçonner qu'ils devaient être de nature végétale ou animale, cryptogames ou animalcules échappant aux recherches microscopiques; mais beaucoup acceptaient encore que les virus pouvaient naître spontanément, qu'ils devaient tout d'abord se former sous l'influence de certaines causes extérieures et se propager ensuite.

A la même époque, M. Saint-Cyr, un de nos chefs de service, multipliant les expériences avec une ardeur et une ténacité admirables, obligea l'École d'Alfort à reconnaître que la morve, même chronique, était toujours contagieuse, quelle que soit l'époque de son existence, et qu'elle ne devait pas naître spontanément. D'autres cherchaient, à l'aide du microscope, à arracher à la nature ses secrets les plus intimes.

Pasteur, de son côté, Pasteur, cet esprit profond et réfléchi que nous admirons tous, était frappé à la fois de cette complication des théories des phénomènes naturels habituellement si simples et de ce fait bien certain, qu'aucun homme n'avait vu se produire de toutes pièces ni une plante, ni un animal; que rien ne contredisait la *Genèse* inspirée à Moïse; il alla jusqu'au bout de ses déductions: si la création a été terminée, se dit-il, si rien de ce qui a vie ne se produit plus dans la nature, tout doit naître d'un germe, aussi bien chez les infiniment petits qu'il trouvait dans le champ de son microscope que parmi les êtres plus élevés dans le règne animal ou le règne végétal.

Il ne se contenta pas de le penser, il voulut le prouver. Il engagea cette lutte expérimentale remarquable et passionnante, dont il sortit vainqueur, contre les savants attachés à la théorie des atomes et des générations spontanées.

Il démontra jusqu'à l'évidence qu'il n'y avait pas de générations spontanées; que des substances, mises en vase clos avec un air purifié de tout germe, ne subissaient aucune putréfaction et ne donnaient naissance à aucun élément vital, tandis que la même substance, imprégnée d'air naturel, se couvrait d'infiniment petits qui y devenaient légions.

Or, ces infiniment petits, que nous appelons microbes, forment des familles et constituent des espèces distinctes, dont on ne saurait limiter le nombre. Ils pullulent en se reproduisant, toujours semblables à eux-mêmes, qu'ils paraissent appartenir au règne végétal ou au règne animal.

La découverte et la démonstration de Pasteur ouvrirent de nouveaux horizons à certaines industries; mais elles bouleversèrent aussi les théories si peu satisfaisantes des maladies contagieuses: elles les simplifièrent singulièrement, car à chaque maladie paraît correspondre un microbe spécial. Celui-ci est perdu, sans doute, au milieu de beaucoup d'autres: il est souvent difficile à distinguer et à isoler; mais, connu ou non, il doit exister et jouir d'une vie propre et d'une action toute spéciale dans chaque maladie.

Définition. — Il résulte de ce fait, si on veut l'admettre dans toutes ses conséquences, que les maladies contagieuses ne seraient autres que des affections parasitaires dont les parasites invisibles, qu'ils soient connus ou non, ont une vie propre et produisent, chez les animaux qui les reçoivent, des maladies particulières pour chacun d'eux.

Il découle encore de ces faits cette conséquence toute naturelle, que la manière de combattre les maladies contagieuses et leur extension a dû être changée : il faut songer aux parasites, les avoir toujours en vue, rechercher leur nature végétale ou animale, aérobie ou anaérobie, demander aux substances chimiques des désinfectants puissants et à la loi de police sanitaire des mesures spéciales pour chacun d'eux.

Tel est le but que se proposent encore aujourd'hui les nombreux savants qui peuplent les laboratoires des grandes villes et des grandes écoles de l'Europe, qu'ils s'occupent des affections de l'homme ou de celles des animaux.

Il est un autre fait qui est particulier aux maladies contagieuses, et qui était admis avant qu'on ne connût leurs germes microbiens : c'est l'immunité plus ou moins longue que ces maladies confèrent à ceux qui en ont subi les atteintes. L'homme est préservé de la petite vérole par le vaccin avec le virus du cowpox ou du horsepox ; les bêtes bovines sont de même préservées de la péripneumonie contagieuse et le mouton de la clavelée par la vaccination avec leur propre virus.

C'est ce dernier fait que l'on veut mettre en pratique de nos jours dans la lutte contre les affections dont je parle.

Comment se produit ce phénomène? Je l'ignore, car la chose s'explique difficilement et n'est pas facile à déterminer expérimentalement.

Il semblerait qu'un virus en passant chez un animal, ou bien y laisse des traces, détritus ou autres, qui sont désormais un venin pour le microbe qui constitue ce virus ; ou bien, à la manière de certaines plantes très épuisantes qui ne peuvent produire sérieusement deux années de suite sur un même sol, ce microbe prendrait à l'économie animale, jusqu'à l'épuiser pour un temps plus ou moins long, l'élément nécessaire à son développement et à sa reproduction.

Ce qui est certain, c'est que l'immunité acquise contre une affection contagieuse n'est pas un préservatif contre une autre, de même que l'épuisement du sol pour une plante n'empêche pas le développement d'une autre plante dans ce même sol.

On s'attache de nos jours à immuniser les animaux par l'inoculation de virus purs ou atténués, ou de vaccins qui, sans être dangereux, peuvent imprégner l'économie animale pour la mettre à l'abri des contaminations.

Ces faits, qu'il m'a semblé indispensable de faire connaître avant de passer à l'examen des affections contagieuses survenues en Lorraine, m'aideront à vous en faire comprendre la nature, la forme et les moyens de les combattre avec succès.

Je bornerai mon étude aux maladies inscrites comme contagieuses dans notre loi de police sanitaire actuelle, et je les classerai en quatre catégories:

Les maladies générales avec éruption;

Les maladies générales sans éruption;

Les maladies à lésions purement locales;

Enfin les maladies par infection du sang.

I. *Maladies générales avec éruption.* — Ces maladies éruptives, comme la fièvre aphteuse, la clavelée, la morve et le farcin, ont, pour caractère essentiel, le développement externe de pustules ou d'éruptions diverses.

La fièvre aphteuse, que je traitais tout à l'heure dans un travail spécial, est une maladie générale accompagnée d'une éruption; elle se caractérise d'abord par les symptômes ordinaires de la fièvre dans l'espèce bovine, puis par une éruption aux extrémités sous forme de pustules ou aphtes volumineux et plus ou moins nombreux.

On trouve ces aphtes à la langue vers sa pointe, à la gencive de l'arcade dentaire supérieure naturellement édentée, aux extrémités des mamelles ou trayons, enfin à la face interne des doigts, à la naissance de la corne.

Elle a une période d'incubation très courte, de trois à cinq jours; son microbe, qui se présenterait sous la forme de corpuscules nucléés, semble épuiser très vite l'élément de sa reproduction pour s'évacuer au dehors. Mais il n'a pas encore été bien isolé, ni bien étudié; on n'a fait que l'entrevoir.

Ni virus atténué, ni vaccin n'a été trouvé jusqu'alors pour immuniser les bêtes bovines, et l'on se trouve réduit aux mesures sanitaires de la loi pour arrêter sa propagation.

Cette maladie est très contagieuse, parce que son virus s'échappe au dehors en très grande quantité par les différents aphtes et, pour la bouche, par la salive abondante qui en reçoit la sécrétion.

Elle est fréquemment importée en Lorraine; aujourd'hui, elle y arrive chaque jour avec des animaux du marché de Paris ou d'ailleurs. Avant la fermeture de la frontière aux espèces bovine, porcine, ovine et caprine, elle a été plusieurs fois introduite par cette porte.

La *clavelée* est une maladie générale avec éruption; elle est absolument spéciale à l'espèce ovine. Elle n'a rien de commun avec la variole de l'homme, malgré une grande similitude de symptômes. Elle est rare dans nos régions et commune dans le midi de la France. Ce n'est pas que la clavelée soit particulière aux pays plus chauds, mais c'est que les troupeaux du Midi sont plus nombreux que les nôtres et qu'ils voyagent davantage en transhumant.

Au début du mal, les symptômes sont ceux d'une fièvre plus ou moins intense et, quelques jours après, le travail d'éruption commence.

On voit apparaître, à la peau, comme des congestions sanguines locales, des petites taches rouges qui ne tardent pas à s'étendre et à se soulever, en constituant des indurations intéressant toute l'épaisseur du derme. Peu à peu la teinte rouge va en diminuant; la peau perd de sa tension pendant qu'une véritable pustule se forme toujours un peu rosée et arrondie; de dimensions variables, elle peut atteindre jusqu'à 2 centimètres de diamètre. Enfin la sécrétion arrive, la pustule presque hémisphérique blanchit peu à peu, elle s'affaisse, et tantôt elle laisse transsuder un sérum citrin abondant, tantôt elle se dessèche en formant une croûte épaisse et profonde, sous laquelle se produisent parfois des désordres très graves, tels que la décomposition des tissus fibreux, les caries osseuses, etc.

Ces pustules se développent de préférence à la face, aux lèvres, aux narines, aux oreilles, aux yeux, même sur la cornée, et dans les points où la peau est plus fine. Il en naît aussi plus exceptionnellement ailleurs sur la peau dure, sur les muqueuses et sur les séreuses.

L'incubation du mal dure de 6 à 8 jours; la fièvre, de 3 à 6; les taches, de 3 à 4; la sécrétion, de 4 à 6; enfin l'écoulement ou la dessiccation, de 4 à 8 jours; soit, en tout, de 20 à 30 jours, suivant la température ambiante.

Si le malade fait partie d'un troupeau, il contamine ses congénères dès le commencement de la période de sécrétion, par suite des déchirures prématurées de certaines pustules buccales ou nasales, et la plus grande partie du troupeau est malade à son tour. Ceux qui ont échappé à ce contage restent sains jusqu'à la sécrétion des pustules du second lot. Un troupeau reste donc sous le coup de la maladie pendant trois ou quatre mois, et pendant cette période il perd presque toujours 10, 15, 20 et jusque 40 p. 100 de son effectif, par suite de complications externes ou internes : troubles dans l'éruption; septicémie dans les bergeries encombrées et chargées de fumier; ulcération des muqueuses; carie osseuse et œdèmes énormes de la face avec les pustules profondes et confluentes.

Son microbe n'est pas déterminé; mais, depuis longtemps, avant les travaux de Pasteur, on traitait préventivement cette infection à l'aide des vaccinations. On prend pour vaccin la sécrétion virulente des pustules.

Ici, où l'affection est rarement importée, j'ai pratiqué cette vaccination avec succès en faisant l'inoculation sous la queue avec la sérosité aussi pure que possible de pustules non confluentes, choisies sur les sujets qui avaient l'affection la plus bénigne et la plus discrète. Ailleurs, et particulièrement en Hongrie, où les troupeaux sont très nombreux et l'affection fréquente, on se sert d'un virus atténué par son passage à travers un grand nombre de sujets chez qui l'affection de plus en plus discrète finit par n'avoir plus qu'une pustule par individu.

Dans ce cas, l'inoculation préventive serait tout à fait bénigne; dans le premier cas, elle est parfois suivie de la mort, mais dans des proportions bien plus faibles qu'avec la maladie livrée à elle-même. De plus, tout le troupeau est guéri plus rapidement.

Les moyens curatifs sont ceux des maladies éruptives : une bonne hygiène consistant en une température modérée et uniforme, des pailles propres à la bergerie, une prairie saine et quelques lotions détersives légères, rationnelles, variant avec les complications qui surgissent, doivent suffire habituellement.

La quantité de matière virulente échappée des malades est telle, que les troupeaux atteints sont un grand danger pour les troupeaux sains, et que leur isolement doit être rigoureux, autant pour les personnes et les objets qui les approchent que pour les animaux.

Cet isolement ne doit pas être levé, comme l'autorise la loi, pour les animaux à conduire à la boucherie, ni moins de trente jours après l'apparition des dernières pustules. Son insuffisance explique pourquoi le virus de la clavelée a été accusé autrefois d'être volatil et d'agir à distance.

Enfin la justice et les particuliers doivent poursuivre ceux qui livrent des troupeaux contaminés ; on l'a fait avec succès dans les Vosges et chez nous.

C'est en agissant ainsi que ces départements ont évité que la maladie s'établisse sur leur territoire.

La *gale* des moutons est aussi classée dans la loi. Je n'en parle que pour mémoire, parce que, d'une part, elle est tout externe et, d'autre part, son parasite est facile à détruire, quand on est soigneux, à l'aide de l'eau de tabac et de la plupart des substances empyreumatiques.

La *morve* et le *farcin* sont une seule et même affection, commune aux solipèdes et à l'homme ; elle se caractérise par une éruption sur la muqueuse nasale dans le premier cas ; sur la peau, dans le second.

Ces deux affections se voient quelquefois en Lorraine comme ailleurs ; elles affectent deux formes tout à fait différentes : elles sont aiguës ou chroniques.

Sous cette dernière forme, la fièvre est inappréciable ou elle passe inaperçue ; les chancres naissent et se développent lentement sur la pituitaire sans qu'on s'en aperçoive, de même les boutons farcineux de la peau : rien ne paraît changé dans l'*habitus* des animaux.

Je n'ai jamais vu cette forme après inoculation, et la durée de son incubation est impossible à déterminer, quoique la loi de jurisprudence admette un maximum de neuf jours.

Dans la forme aiguë, au contraire, la fièvre est intense ; elle naît trois ou quatre jours après la contamination ; l'éruption se développe rapidement, aussi bien sur la muqueuse nasale que sur la peau ; elle est considérable et confluente ; les lésions pulmonaires sont des plus étendues et la mort arrive en moins de huit jours.

Les pustules de la morve chronique et les boutons farcineux se développent en deux ou trois jours ; ils se déchirent après ce temps et laissent à leur place, dans le derme de la pituitaire ou de la peau, des chancres ou des ulcères.

Les uns et les autres montrent peu de disposition à se cicatriser; la matière virulente qui s'en échappe est une sérosité citrine assez épaisse, collante et se desséchant avec rapidité. Les chancres se placent dans les parties hautes ou basses de la muqueuse nasale, quelquefois d'un seul côté; cependant il y en a presque toujours sous le repli supérieur de la narine. Les boutons farcineux naissent en différents points du corps, mais plus fréquemment vers l'extrémité et aux ganglions des principaux lymphatiques, où ils forment des plaies suppurantes.

A ces symptômes se joignent, sous l'auge et ailleurs, des engorgements de ganglions, d'où la matière virulente ne s'échappe pas. Ces organismes s'indurent, ne suppurent pas.

Des lésions pulmonaires, qui semblent manquer parfois quand l'éruption farcineuse est bien franche, consistent en des nodosités peu abondantes, de la grosseur d'un grain de millet; ces nodosités ne sont autres que des encombrements des réseaux ou ganglions lymphatiques.

Dans la forme chronique, le système lymphatique parait seul contaminé. Dans la forme aiguë, le système sanguin doit être encombré de matière virulente aussi bien que le système lymphatique, c'est un envahissement général. L'économie en est tout imprégnée, et cette suppuration, qui s'échappe de tous côtés, ne peut suffire à dégager le corps de son venin.

Le microbe déterminé est un bacille fin, formant comme une série de grains séparés par des parties transparentes. Il meurt vite par dessiccation, mais se conserve quelque temps dans les solutions aqueuses.

On a obtenu une matière vaccinale que l'on appelle *malléine;* elle est inoffensive sur l'animal sain, mais elle ne réussit pas à le préserver de la morve. Injectée dans le tissu cellulaire, elle donne à la morve existante un coup de fouet qui se traduit par une élévation de température; c'est un moyen de diagnostic important.

Le virus semble avoir son point d'élection dans le système lymphatique, et c'est par lui, suivant moi, qu'il pénètre habituellement chez l'animal en maculant des plaies ou écorchures non fraîches et sécrétant déjà un liquide de cicatrisation.

Suivant moi encore, quand ce virus arrive sur une plaie légèrement saignante dont les capillaires sanguins sont ouverts aussi bien que les lymphatiques, la pénétration est très rapide et générale : c'est ce que j'ai vu dans toute inoculation sur érosion, que le virus sorte d'un ganglion pulmonaire, du jetage ou de la sécrétion d'un bouton farcineux, fût-il absolument chronique. L'infection est alors complète et la maladie aiguë.

On n'a pas découvert jusqu'alors de moyen préventif: on ne connaît pas non plus de traitement certain, au moins pour la forme morveuse.

Quant à la forme farcineuse, quand elle est discrète, elle peut être traitée avec fruit, surtout dans les pays chauds, ou dans le nôtre, en été, par des cautérisations successives des tissus profonds.

La loi de police sanitaire ordonne, à l'exemple des arrêtés royaux de 1714 et autres, l'abatage immédiat des animaux chez lesquels la morve est constatée et de ceux dont le farcin est jugé incurable. C'est l'isolement le plus sûr.

Pour les solipèdes contaminés par cohabitation, ils sont soumis à l'injection de malléine, qu'ils aient ou non quelque symptôme plus ou moins avorté; si la malléine a produit une réaction : hyperthermie, œdème, ou prostration, l'animal est considéré comme suspect, isolé dans une certaine mesure et surveillé pendant un an par le service sanitaire, à moins que la réaction ne se produise plus après plusieurs injections.

Cette latitude de la loi est absolument exagérée et peut être pernicieuse. Tout animal qui, dans un foyer de morve, a présenté l'un ou l'autre des trois symptômes pathognomoniques, glande, chancre ou jetage, surtout s'il a réagi, devrait être abattu sans pitié, dût l'État indemniser de cet abatage.

Il est facile de comprendre l'immense avantage d'une telle manière de faire pour arrêter toute propagation. En effet, d'une part, on ne peut savoir d'une manière exacte si un poumon ou un ganglion est malade ou ne l'est pas, si toutes les lésions anciennes ont disparu absolument; d'autre part, l'écoulement nasal le plus réduit, se confondant avec la sécrétion naturelle imperceptible de la pituitaire, suffit pour contaminer un animal sain, même si le malade jouit en apparence de la santé la plus parfaite. Ces animaux morveux, sans l'être en apparence, sont ceux qui entretiennent ou portent au loin leur affection désastreuse.

Ici donc encore, c'est une faute lourde de ne pas recourir à l'abatage immédiat des animaux suspects qui ont des symptômes ou réagissent. On expose ainsi l'homme, qui n'est pas réfractaire, sans garantir les animaux.

II. *Maladies générales sans éruption.* — Ces maladies sont les affections contagieuses qui ne présentent des lésions externes apparentes à aucune époque de leur évolution.

Dans ce nombre, je range la peste bovine, la pneumo-entérite infectieuse du porc et la rage.

La *peste bovine*, ou *typhus des bêtes à cornes*, est une affection générale commune à tous les ruminants; elle est très contagieuse et presque toujours mortelle, au moins dans nos pays. On la rencontre plus particulièrement dans les grands troupeaux de bœufs de la Hongrie orientale, ou dans les steppes du sud de la Russie. Ce n'est pas que la maladie soit due au climat de ces pays, non; mais les animaux des steppes sont d'une valeur médiocre, ils sont très rustiques et résistent fréquemment au typhus, et, jusqu'à ces derniers temps, la maladie y a été mollement combattue; elle s'y entretient toujours.

Grâce aux mesures sanitaires internationales, observées avec rigueur dans les pays limitrophes, les sujets dangereux ou suspects sont arrêtés en chemin et ne peuvent habituellement arriver jusqu'à nous.

En 1870 seulement, pendant la guerre, la peste bovine est arrivée à la suite de l'armée allemande, avec des bœufs des steppes, destinés à nourrir les troupes. Elle a causé de très grandes pertes à nos éleveurs.

Les fournisseurs ont vendu à bas prix leurs animaux à peine malades, et bouchers et éleveurs, n'ayant aucune idée des dangers à courir, se les ont disputés à l'envi, croyant faire une bonne opération; ailleurs, ils ont abattu dans les villages, soit pour eux, soit pour le public; ailleurs encore, ils ont enfoui les plus malades et mis en conserve les viandes des meilleurs. Ils semaient ainsi en réalité des quantités énormes de virus sur leur passage.

Le désastre devint si considérable, que l'administration allemande elle-même prit des mesures contre la maladie, les faisant exécuter avec énergie et rigueur. Elle tenait à se réserver des approvisionnements, pour le moment et pour plus tard.

La destruction des foyers par l'abatage fut ordonnée et exécutée, de sorte que les indemnités que la France dut payer ensuite pour ces pertes ne furent pas une des moindres parties de ses frais de guerre.

Cette affection, telle que je l'ai vue, est caractérisée dès son début par une fièvre violente et une grande prostration. En quelques jours, cet état s'aggrave considérablement et la mort vient. Le malade, les membres comme rassemblés sous lui, se tient difficilement debout, se couche et se lève péniblement en faisant entendre une plainte; il a une diarrhée intense et fétide; son appétit est nul et sa soif inextinguible, comme dans toute diarrhée; les yeux, le nez, la vulve chez les femelles laissent écouler un liquide assez abondant et visqueux; l'animal a enfin des tremblements musculeux et la tête branlante.

Le microbe de la peste bovine paraît imprégner le sang, les lymphatiques et tous les tissus; il serait évacué par toutes les muqueuses, notamment par celle de l'intestin qui, presque seul, est malade à l'autopsie. Il est encore mal déterminé, et cela se conçoit facilement quand on songe qu'il doit être mêlé à tous les liquides excrétés de l'économie, liquides dont il est difficile de l'isoler.

De ce fait il résulte que les tentatives de vaccination laissent encore à désirer. Quoi qu'il en soit, le microbe semble pénétrer chez les animaux sains aussi bien par les lymphatiques que par les vaisseaux sanguins. Il met huit à dix jours pour déceler son existence chez un animal sain; mais, dès ce moment, il serait répandu dans tout son être et continuerait à se multiplier jusqu'au moment presque fatal de la mort en imprégnant tous les tissus qu'il désorganise.

Quand le cas est peu grave, ce qui est l'exception chez nous, l'évacuation, par toutes les muqueuses à la fois, arrive à dépasser la production, et la santé se rétablit peu à peu. Mais que le malade doive succomber ou non, la matière virulente est versée à profusion tout autour des sujets atteints; elle s'échappe au dehors avec les larmes, la salive, le jetage nasal, le lait, l'urine et les excréments qui tous ont subi une altération manifeste. La peau, les graisses, la chair elle-même sont dangereux à manier pour les détenteurs de bestiaux.

Contre une affection aussi contagieuse et aussi grave, on devait employer les mesures les plus sérieuses. Elles se résument toutes dans ce fait : On doit à tout prix et dans les quarante-huit heures détruire tout foyer de contagion reconnu. Il faut recourir à l'abatage de tous les animaux des étables atteintes, sujets malades et sains; et, pour faire accepter une mesure aussi rigoureuse, l'État accorde à celui qui se trouve ainsi dessaisi, les trois quarts de la valeur des animaux avant l'infection. De plus, tout ce qui est dans l'étable doit être détruit ou soigneusement désinfecté avant d'en sortir.

L'abatage a lieu, s'il est possible, sur place et l'enfouissement aussi.

Si la chose est impossible, et qu'il faille conduire les cadavres à un clos d'équarrissage ou d'enfouissement, ceux-ci doivent être placés dans des voitures spéciales étanches, qu'il faut désinfecter. Si les sujets doivent être conduits vivants, ils sont tenus à la corde, et leur corps, après l'abatage, est jeté dans la fosse avec la corde; les déjections faites en chemin et ramassées avec soin par un gardien qui suit derrière, sont enfouies de même.

Les viandes des animaux sains d'une étable infectée peuvent être livrées à la boucherie sous certaines conditions. C'est évidemment encore une mesure trop large; l'hécatombe devrait aller jusqu'au bout et la perte complète dans la plupart des cas, puisque les viandes elles-mêmes peuvent porter du virus à la suite des manipulations qu'elles ont subies dans un voisinage dangereux.

Les animaux des étables saines, comprises dans le rayon du territoire infecté, ne peuvent aller qu'à l'abattoir; c'est évidemment une exagération qui favorise les fraudes. Je l'ai vu pendant l'épizootie de 1870.

La levée de l'arrêté d'infection est fixée à un mois après le dernier cas paru; ce temps est suffisant.

Grâce à la sévérité des mesures exécutées avec rigueur, mesures prises ailleurs comme en France, le typhus ne peut s'étendre. Il serait à désirer qu'en Russie et en Hongrie on usât de la même sévérité, quoique la maladie y soit moins grave.

Les moyens curatifs ont peu d'empire sur le mal; ils sont même interdits d'une façon générale, de peur qu'ils n'aient pour conséquence de faire durer les foyers d'infection.

La *pneumo-entérite infectieuse du porc* est une autre maladie générale du même genre, qui atteint et décime les jeunes porcs; je n'en ai vu qu'une invasion encore en Lorraine; elle est arrivée avec des animaux amenés du sud de la France par le commerce.

Comme l'indique son nom, elle présente à l'autopsie des lésions intestinales et pulmonaires.

Ses caractères sont faciles à reconnaître, quoique certains praticiens la confondent parfois avec le rouget du porc.

La maladie commence lentement, avec une inappétence qui survient de six à dix jours après la contamination; elle est d'abord peu marquée et intermittente; une diarrhée fétide apparait bientôt et devient de plus en plus abondante, surtout si les jeunes malades peuvent boire à volonté, ce qui est le plus habituellement le cas. Les malades bientôt épuisés se meuvent en chancelant, restent volontiers couchés et hésitent à se lever. Après plusieurs jours, si l'on n'a rien donné pour combattre l'épuisement dû à la diarrhée, une toux faible et douloureuse se fait entendre, qui indique une stase sanguine dans les poumons, l'essoufflement vient, puis un jetage nasal peu abondant, fétide: c'est la mort prochaine.

A ce moment, c'est-à-dire tout au plus dans les dernières vingt-quatre heures, le système circulatoire donne à son tour des signes évidents d'épuisement; il fonctionne d'une façon insuffisante, et le sang veineux, traversant difficilement les réseaux capillaires, forme vers l'extrémité et surtout dans les points où la peau est fine, des stases sanguines, sorte de pétéchies plus ou moins étendues et modérément colorées qui précèdent et accompagnent la mort.

Le microbe de cette affection est une bactérie ovoïde mobile qui se rencontre en abondance dans les mucosités nasales, les excréments et les urines sur l'animal vivant; on le trouve aussi très abondant surtout dans leur point d'élection, la partie congestionnée des poumons, les reins, la muqueuse intestinale et les ganglions lymphatiques correspondants; il est rare dans le sang.

On ne fait pas de vaccination et il n'y a d'autre traitement préventif contre cette affection très contagieuse que les mesures de police sanitaire. Celles-ci permettent de faire circuler, au moins pour l'abattoir, les animaux contaminés; c'est faciliter le transport de la matière virulente qui est toujours très abondante.

On n'admet aucun traitement curatif spécial; cependant, quand la maladie n'est pas trop avancée, le régime des lentilles cuites, très nutritives et constipantes en sauvent beaucoup. Cela prouve que la mort est surtout due à l'épuisement diarrhéique.

La *rage* est aussi une maladie contagieuse générale sans manifestation extérieure apparente. Elle se communique à l'homme et à tous les animaux par inoculation.

Elle est caractérisée seulement par des phénomènes nerveux; chez le chien, tantôt sous forme de *rage mue*, elle se montre par une paralysie de la mâchoire que précède un appétit dépravé et que termine une paralysie générale.

Tantôt, et le plus souvent, elle se caractérise par une série de phénomènes nerveux : l'œil est fixe et hagard, ce qui indique une douleur profonde du cerveau; la voix a son timbre changé, et chaque jappement comprend deux tons dont le second est plus élevé, ce qui est un signe de la tension nerveuse des cordes vocales; le malade ne peut rester tranquille, ce qui indique un trouble dans ses facultés; il change continuellement de place, et souvent, s'il le peut, il quitte la demeure de son maître à qui il a d'abord prodigué des caresses; fréquemment il parcourt de grands espaces sans revenir et va périr au loin; si le point où ce malade a été mordu par un congénère est à portée de ses dents, il cherche à le mordre, ce qui indique qu'il y souffre; il mange et il boit le plus souvent sans nécessité et comme par caprice, sans s'occuper de la nature de l'objet, bois, fer, paille, linges, etc., qu'il a devant lui; si on lui tend un objet ou si on le meut devant lui, même un fer rouge, il le saisit dans ses dents, comme par colère; s'il est en liberté, il mord ce qui l'agace, un bras qui remue, un chien qui passe auprès de lui, un autre animal qui le gêne. Au quatrième ou cinquième jour, rarement plus, il périt de paralysie générale après quatre heures au moins de paraplégie.

Le virus de la rage doit être peu abondant chez les malades; on ne le trouve que dans la salive chez l'animal vivant, et de plus au bulbe rachidien sur le cadavre.

Son microbe connu paraît ne trouver son terrain de culture sur l'animal vivant que dans le tissu des nerfs ou autour de lui; du moins, voici ce qui me donne à le penser: 1° les morsures suivies de rage sont assez rares, surtout quand la dent du chien a pénétré profondément au delà de la surface du derme, ou bien a provoqué une hémorragie sérieuse; 2° le temps qui s'écoule entre une morsure et les symptômes du mal varie beaucoup suivant les régions, de dix à douze jours à plus de deux mois; cela indiquerait que le microbe se multiplie en dehors du système vasculaire. On compte sur ce temps dans le traitement préventif par inoculation des personnes mordues; 3° les symptômes de la maladie ne sont que des manifestations nerveuses; 4° les lésions sont nulles à l'autopsie; tous les organes sont trouvés sains; 5° si le microbe du bulbe rachidien existe dans la salive, c'est qu'en suivant les troncs nerveux des glandes salivaires ils arrivent à leurs extrémités sur des surfaces glandulaires sans épiderme défensif et s'y mêlent à la salive; 6° enfin, la rage ne se communique jamais par le contact même de la salive sur une surface non préparée, ce qui explique pourquoi les herbivores ne communiquent pas cette affection.

Pasteur a su atténuer le virus du bulbe rachidien et il en a fait un vaccin dont il a réglé l'usage pour les personnes mordues par des chiens enragés. Ces vaccinations ne manquent pas de succès.

Pour les animaux, toujours incurables, la loi de police sanitaire est la seule mesure préventive employée; elle demande que les chiens soient muselés, enfermés ou tenus en laisse pendant six semaines ou plus, dans les localités parcourues par des chiens enragés.

Le seul procédé réellement efficace est la laisse, parce que, seul, il empêche qu'un chien soit mordu sans qu'on le sache, et l'exigence de la laisse doit être maintenue sur un périmètre dépassant le territoire parcouru par le chien enragé et pendant quatre mois.

C'est grâce à cette mesure sévère, agréée et maintenue par le maire de Nancy, malgré de nombreuses protestations, que la ville et le département n'entendent plus parler de la rage, qui, il y a près de dix ans, se manifestait plusieurs fois chaque année.

Aucun traitement curatif n'est connu.

III. *Maladies à lésions purement locales.* — Ces maladies ont cette particularité de se développer au point où le virus a été déposé, qu'il s'agisse d'un tissu, d'un organe ou d'un système de la vie animale, et de s'y maintenir sans émonctoire apparent.

Dans cette catégorie, je classe la péripneumonie contagieuse du gros bétail et la tuberculose.

La *pleuro-pneumonie* ou *péripneumonie contagieuse du gros bétail* est une affection dont les lésions sont toujours localisées dans les poumons et les plèvres; elle est propre aux bêtes bovines et ne se montre que rarement en Lorraine où elle n'arrive qu'avec des animaux importés.

On la trouve surtout en Belgique et en Hollande, puis dans quelques départements de la France où le service sanitaire procède par des demi-mesures, parce qu'il accuse encore le régime d'être un des facteurs du mal.

Cette affection n'a, pour ainsi dire, pas de symptômes pathognomoniques : elle naît, on ne sait à quelle heure; les animaux atteints montrent un jour un peu d'inappétence, un arrêt plus ou moins marqué dans la rumination, une toux rare, faible, douloureuse, un écoulement très léger de sérosité citrine par les narines, une hépatisation pulmonaire révélée par l'auscultation et la percussion, et c'est tout au début.

Alors la maladie suit deux marches différentes : ou bien elle augmente peu à peu et conduit assez rapidement à la mort avec une toux fréquente, de la dyspnée et un affaissement général; ou bien les troubles cessent, les symptômes disparaissent, la lactation chez la vache redevient abondante, et, à part une diminution d'embonpoint qui s'accentue lentement, le malade paraît tout à fait sain; cette situation, que j'ai vu persister onze mois dure souvent plusieurs mois, jusqu'à ce que, sans cause appréciable, l—

premiers symptômes reparaissent et s'accentuent en amenant la mort par épuisement ou étouffement.

Le bacille ou microbe de cette affection est connu; il a une action bien extraordinaire sur les tissus quels qu'ils soient, où il est déposé. Là il paraît vivre aux dépens du sang et de la lymphe qui sont comme divisés en leurs éléments, fibrine et sérum. Il se forme alors un tissu fibrineux, proliférant avec rapidité et envahissant tout autour de lui; il détruit par compression, plutôt que par transformation : vaisseaux, nerfs, bronches, plèvres, œsophage, cœur; tout se comprime et disparaît, jusqu'à faire périr par arrêt des fonctions, à moins qu'une suppuration inattendue ne hâte la mort.

A l'autopsie, la partie malade forme une masse fibrineuse compacte où toute organisation ancienne a disparu. Je ne puis mieux comparer cette masse, dans les cas chroniques, qu'à ce dessert bien connu dans les ménages sous le nom d'*œufs au lait*. La masse produite est évidemment plus dure et plus résistante, mais elle est aussi compacte et ne porte non plus dans son intérieur que de petites cavités isolées, emprisonnant un liquide citrin bien clair, reste sans doute du sérum du sang et des lymphatiques; ce liquide est très contagieux.

C'est une partie de ce liquide qui se dépose sur les bords de la masse, à l'ouverture béante de quelque bronche et qui, s'écoulant par les narines, contamine très facilement les animaux sains.

Si le virus est déposé dans un tissu quelconque, muscle ou autre, il y produit une masse semblable, proliférante et envahissant tout.

Le docteur Wilhem de Hasselt, il y a quelque cinquante ans, a imaginé de vacciner les animaux exposés à la contagion à l'aide de la matière virulente non transformée: il a pris, et beaucoup d'autres comme moi après lui, il a pris de ce liquide citrin bien clair et dépourvu de sang: il l'a extrait des lobes pulmonaires envahis d'animaux fraîchement abattus et l'a inoculé sous la peau, vers l'extrémité de la queue des bêtes saines. Ce procédé réussit quand il est pratiqué convenablement et avant toute contagion.

Cette opération, même bien soignée, peut être mortelle. La masse fibrineuse qui se produit alors au point d'inoculation, au lieu de se limiter à l'anneau coccygien, où le retient habituellement le tissu très dense qui fixe chaque articulation à la peau, franchit cet obstacle et monte rapidement vers la base de la queue. Il faut arriver à temps pour couper celle-ci bien au delà du mal, ou le travail de prolifération se fait jusque dans lebassin. Il y produit peu à peu un phénomène bien extraordinaire : le tissu cellulaire si lâche de cette région est envahi de proche en proche et, la masse progressant toujours, le rectum et l'urètre, tout disparait par compression; la mort vient alors sans fièvre par arrêt mécanique des fonctions.

Depuis que M. le professeur Arloing a découvert le bacille, il s'est servi du virus atténué comme vaccin préventif. Je ne sais dans quelle mesure ce procédé est préférable à l'autre; mais le procédé Wilhem n'amène pour ainsi dire la mort que par négligence; le pis aller est ordinairement une amputation d'une partie de la queue.

Les autres mesures sanitaires sont tirées de la loi de police sanitaire. Elles se résument dans un isolement sévère des malades et la vaccination des suspects. L'État, en présence des pertes énormes que subissait l'espèce bovine par le fait de cette affection, sourdement contagieuse, a demandé l'isolement par abatage. Il paie alors: la moitié de la valeur, avant la maladie, de tout malade abattu, les trois quarts de celle des animaux seulement contaminés; enfin le total de celle des sujets morts des suites de l'inoculation. Il va sans dire qu'il y a lieu de défalquer les sommes obtenues de la boucherie pour les viandes et autres parties utilisées.

Cette mesure encourage les détenteurs d'animaux malades à faire leur déclaration en temps utile. Elle a eu pour conséquence, au début, en 1882, l'abatage de 3,500 bêtes bovines; depuis lors, ce nombre a diminué chaque année, et il n'était plus que de 800, dix ans après.

Parmi les autres mesures, je signalerai cette réserve : des animaux ne peuvent être introduits dans des locaux antérieurement infectés qu'après désinfection et avec des animaux inoculés depuis vingt et un jours. La levée d'interdiction des locaux ne peut avoir lieu que trois mois au moins sans nouveau cas.

Ces mesures paraissent ordinairement suffisantes.

Le traitement curatif n'a pas d'importance; il n'y en a pas de bien établi et la chose n'est pas à désirer, parce qu'il est trop difficile de savoir si un malade est complètement guéri.

La *tuberculose* est aussi, suivant moi, une affection à lésions locales. Elle naît aussi sournoisement, sans provoquer de fièvre appréciable, ni même d'inappétence.

Elle est commune en Lorraine chez l'espèce bovine, surtout dans les grandes étables, où elle est presque toujours chronique, au moins chez les adultes. Elle se voit aussi chez les petits animaux, chats et volailles qui fréquentent des étables où elle règne. Chez ces dernières, elle a la forme aiguë.

Les caractères de cette affection sont nuls au début, je l'ai dit. On l'ignore souvent, même quand elle a déjà pris une grande extension. Une toux rare, sèche, qui se fait entendre surtout au moment du lever, un amaigrissement lent et incompréhensible, un poil piqué et un excès de sensibilité appréciable au garrot et sur les côtes, une crépitation mate ou sifflante à l'expiration, saisissable à l'auscultation, puis une diarrhée d'épuisement, tels sont les seuls symptômes qui se déroulent et que trouve un observateur attentif; du virus sort invisible par le nez et la bouche.

Le bacille de Koch, microbe particulier à la tuberculose, produit dans les points du système lymphatique où il s'arrête (réseaux vasculaires ou ganglions) des dépôts de matière blanche imitant le pus, mais se concrétant le plus souvent en vieillissant, pour former des dépôts calcaires crétacés.

Ces îlots augmentant se rapprochent et se réunissent dans les poumons, en laissant subsister en grande partie les derniers rameaux des bronches. Ailleurs, ils donnent aux ganglions des dimensions considérables. La mort vient lentement par épuisement et par trouble des fonctions.

Cependant, lorsque le cas est aigu ou, pour des motifs qui échappent la plupart du temps, dans les cas chroniques, des foyers se ramollissent, suppurent abondamment et font périr les sujets par empoisonnement ou épuisement, en quelques jours.

Le vaccin obtenu, la tuberculine, n'a aucune action préventive ni curative.

Tout en étant inoffensif, il a le précieux avantage de servir pour le diagnostic de la maladie à la manière de la malléine pour la morve; il produit en douze heures, chez les malades, une fièvre qu'indique une élévation de température de 1 degré et demi à 2 degrés; il ne réagit pas chez les animaux sains.

La loi de police sanitaire est donc le seul moyen préventif usité; elle demande l'isolement par abatage des malades, et, pour favoriser cet abatage qui peut être prématuré, elle offre des indemnités. Mais ses offres trop timides sont tout à fait insuffisantes pour avoir un effet utile.

Elle fait retirer aussi de la consommation, sans indemnité, à moins de déclaration préalable, les viandes des animaux dont la tuberculose est généralisée, c'est-à-dire semée dans les ganglions des différentes parties du corps, au lieu d'être localisée dans un viscère, poumon, foie ou mésentère.

En résumé, les mesures édictées sont en partie trop rigoureuses et les indemnités offertes trop mal réglées pour combattre l'affection. Elles auraient à subir de graves modifications pour être pratiques.

Une telle affection n'a trouvé jusqu'alors aucun traitement curatif avéré; et, comme dans la pleuropneumonie et la morve, il y a presque à craindre chez les animaux qu'on amende les symptômes, parce que cela peut amener une quiétude non méritée et partant dangereuse.

IV. *Maladies par envahissement du sang ou affections carbonculaires.* — On appelle ainsi quelques maladies qui ont pour caractère de former des dépôts d'un sang particulièrement foncé en couleur.

Ces affections, qui ont entre elles beaucoup de ressemblance, quoiqu'elles aient des germes différents, sont la fièvre charbonneuse et le sang de rate, le charbon symptomatique et le rouget du porc.

Elles ont pour principal caractère de n'apparaître que quand elles sont arrivées à leur période d'état et de produire une mort rapide, pour ainsi dire inattendue.

Celle-ci est foudroyante dans la fièvre charbonneuse; elle arrive après un ou plusieurs jours dans le charbon symptomatique, quand les dépôts sanguins qu'elle provoque sont tous intérieurs et ne peuvent être guéris; elle est prompte aussi dans le rouget, quand un traitement actif n'arrive pas assez tôt pour diluer le sang, soit souvent vingt-quatre ou quarante-huit heures.

Les microbes de ces affections sont connus: ce sont, suivant l'ordre ci-dessus, la bactérie, la bactéridie charbonneuse et un bacille spécial, très fin.

Ils doivent pénétrer, par les érosions des plaies de la bouche, dans le système sanguin ou par des piqûres de mouches à la peau, s'y multiplier d'une façon extraordinaire, assez pour arrêter mécaniquement la circulation du sang et produire par encombrement, dans les derniers réseaux vasculaires, d'abord ou seulement des ecchymoses, puis des dépôts plus ou moins nombreux et de volumes divers, dont la sérosité se sépare parfois par exosmose en se coagulant, enfin de la réplétion dans certains viscères.

Dans toutes trois, le cœur et les gros vaisseaux arrivent à ne plus fonctionner, et les malades périssent avec les symptômes d'une asphyxie violente.

Ces virus tombés sur le sol, soit avec les gouttes de sang qui ont transsudé à la surface des muqueuses intestinales, vésicales ou autres pour se mêler aux excréments, aux urines, etc., ont tous les trois aussi une longue vitalité. Ils résistent facilement aux causes de destruction et sont un danger permanent pour les lieux où ils se sont trouvés répandus. De là ces dangers que font courir, bien après leur mort, les cadavres et les diverses déjections des malades; de là encore cette répétition du mal au même lieu à des époques très éloignées. Cela arrive quand il s'agit de porcheries ou de caniveaux mal pavés, et même dans les champs, quand on a pris des précautions insuffisantes pour détruire les cadavres et leurs déjections.

Il a été possible de constituer un vaccin pour chacune de ces affections, autre similitude entre elles. Ce vaccin ou virus atténué, quand il est inoculé suivant certaines règles, est un moyen préventif puissant.

Les mesures sanitaires qui complètent ce traitement préventif ressemblent à celles des autres affections.

Elles demanderaient quelques différences en considération de la vitalité des microbes et de leur facilité de pénétrer profondément dans le sol, avec l'eau des pluies, les lavages, les purins, etc.

Aucun malade, ni aucun suspect par cohabitation ne devrait être transporté nulle part. Les malades devraient être séparés et détruits dès le premier symptôme avéré, et les lieux où ils ont vécu, où ils ont passé, purifiés aussi vite et à l'aide de préparations très fortes.

Quant à un traitement curatif, il est rarement utile, la mort arrivant trop rapidement. Cependant on peut réussir à guérir les tumeurs externes du charbon symptomatique, et par suite l'affection elle-même, par un traitement énergique, comprenant l'ouverture et la cautérisation des tissus malades. Il facilite l'évacuation de la bactéridie.

J'ai réussi parfois aussi à guérir le rouget non foudroyant, en diluant le sang par un purgatif minoratif salin et en activant sa circulation par quelques lotions d'eau blanche sur la peau.

J'en ai fini, Messieurs, avec ce vaste sujet que je n'ai fait qu'ébaucher. J'ai parlé de beaucoup de microbes connus ou non, et j'ai accepté que chaque maladie contagieuse ait son microbe, comme chaque maladie végétale a son parasite. Il ne s'ensuit pas que j'admette la virulence par le microbe tout formé, ou à l'état de semence dans l'atmosphère; ce serait une autre forme de la contagion à distance et un trouble moral pour tout le monde.

Je ne considère le microbe comme dangereux que s'il est déjà dans un milieu qui constitue avec lui le virus. Je ne ferai d'exception que pour ces bactéries, etc., des affections de la dernière catégorie, et pour les germes infectieux qui peuvent arriver dans le sang sous leur forme naturelle; ces derniers sont dangereux en se multipliant sans produire de véritable virus.

Je n'ai pas de conclusions à vous présenter, ou plutôt j'en aurais trop si je voulais vous proposer comme vœux tous les desiderata que j'ai exprimés au courant de mon sujet. Je les résumerai cependant en disant qu'en dehors des vaccins dont les découvertes et l'usage doivent être encouragés, la loi de police sanitaire devrait être modifiée et faite plus conformément à chaque affection, afin que, malgré une grande sévérité, elle soit moins préjudiciable aux intéressés et mieux exécutée par tout le monde.

Notre Lorraine, je le répète, et la France entière possèdent une grande quantité d'animaux domestiques qui forment une partie importante de leur richesse; c'est pourquoi mon travail a quelque importance. J'ai essayé d'apporter mon humble concours à la sauvegarde de cette richesse nationale. Puissé-je avoir réussi, car c'est l'intérêt de l'agriculture et de la République.

78

www.ingramcontent.com/pod-product-compliance
Ingram Content Group UK Ltd.
Pitfield, Milton Keynes, MK11 3LW, UK
UKHW020230180726
13838UKWH00005B/2304

9 782329 577005